AF324531

BULLETIN OFFICIEL

DU

MINISTÈRE DE LA GUERRE.

1893. PARTIE RÉGLEMENTAIRE. · N° 2.

SOMMAIRE.

N° 19. *Note ministérielle portant que les vétérinaires militaires pourront faire usage de la malléine sur les chevaux de
l'Etat après autorisation ministérielle.* (D. Cav. ; Remontes.)

Paris, le 29 janvier 1893.

En raison des opinions divergentes émises au cours des expériences qui ont eu lieu à Montoire sur l'emploi de la malléine
comme moyen de diagnostic pour la révélation de la morve latente
et qui ont fait l'objet d'un rapport inséré ci-après, le Ministre
décide, sur la proposition du comité technique de la cavalerie,
qu'il n'y a pas lieu de soumettre aux inoculations de malléine tous
les chevaux achetés par la remonte avant de les livrer aux corps.

Toutefois, les vétérinaires militaires pourront, après autorisation
ministérielle, faire usage de cette substance sur les chevaux ap-
partenant à l'Etat, reconnus douteux ou suspects de morve, sous
la réserve expresse d'employer comme moyens de contrôle les
procédés ordinaires de révélation de l'affection morveuse, en se
conformant, pour les inoculations de malléine, aux dispositions
contenues dans l'instruction ci-annexée.

Les demandes d'autorisation devront être visées par le vétérinaire principal directeur du ressort.

N° 20. *Instruction pour les vétérinaires militaires sur le mode d'emploi de la malléine comme moyen de diagnostic de la morve latente, et sur les inoculations d'essais destinées à en contrôler les indications.* (D. Cav. ; Remontes.)

Paris, le 29 janvier 1893.

La malléine étant un moyen de diagnostic de la morve latente, il y aura lieu, pour les vétérinaires militaires, de recourir à l'emploi de cette substance pour éclairer leur diagnostic sur tous les sujets douteux ou devant être considérés comme suspects de morve et, comme tels, mis en observation.

Précautions opératoires. — On ne devra se servir que de malléine fournie par l'institut Pasteur. Elle s'emploie en injection souscutanée au milieu d'une des faces de l'encolure et à la dose déterminée par l'instruction qui accompagne chaque flacon (1).

Les indications de la malléine devant surtout ressortir de la différence entre la température ordinaire du sujet et sa plus haute température pendant les vingt heures qui suivent l'injection, on devra, pour éviter toute erreur à cet égard, ne pas se contenter de la température du sujet prise au moment de l'injection, mais relever cette température matin et soir, pendant les deux ou trois jours qui précèdent, et se baser sur la moyenne de ces relevés pour mesurer l'hyperthermie que provoquera la malléine.

Chez les chevaux fébricitants, il vaut mieux ajourner l'opération.

Pour le relevé des températures, on n'emploiera que des thermomètres à maxima, étalonnés et faciles à lire. Tous les relevés d'un même animal seront faits avec le même thermomètre. Les heures des relevés devront être choisies en vue d'éviter les causes susceptibles d'influencer la température normale des animaux, telles que : abreuvoir, travail, bain, etc. Le thermomètre sera laissé au moins cinq minutes dans le rectum (durée variable selon le type de l'instrument).

La seringue à injection qui servira devra être parfaitement aseptique et d'un modèle rendant facile le contrôle de la quantité de liquide injectée. Il faut éviter d'injecter de l'air.

Les relevés de température des sujets malléinés se feront chaque deux heures, à partir de la huitième heure qui suivra l'injection, et comporteront au moins six observations.

On devra noter avec soin l'état du sujet au cours de ces recherches, les symptômes généraux (abattement, anxiété, troubles respiratoires, frissons, tremblements musculaires, etc.) qu'il présen-

---

(1) Tout envoi de malléine est, d'ailleurs, accompagné d'une instruction sur le mode d'emploi.

tera et les caractères qu'offrira le point de l'injection (tumeur, volume, sensibilité, persistance, etc.).

Tout sujet n'ayant pas réagi à la malléine ne sera pas considéré comme indemne de morve.

Les élévations de température comprises entre 1 et 2 degrés seront considérées comme traduisant chez les sujets un état de suspicion qui devra leur faire appliquer les mesures prescrites à l'article 65 du règlement sur le service intérieur (Cavalerie).

Pendant leur isolement, ils seront soumis à nouveau, tous les quinze jours, à l'épreuve de la malléine.

Les sujets qui auront accusé une hyperthermie de 2 degrés au moins seront regardés comme très suspects et donneront lieu à des inoculations de contrôle — directes ou après culture sur pomme de terre — au cobaye mâle et à l'âne.

L'inoculation au cobaye sera intra-péritonéale (1) et portera sur deux sujets au moins.

L'inoculation à l'âne aura lieu par scarifications au front ou à l'encolure.

En cas de résultats négatifs des inoculations de contrôle et en l'absence de tout symptôme clinique de morve, les animaux rentreront dans le rang, après les délais de séquestration réglementaire, tout en restant l'objet d'une surveillance spéciale.

Des résultats positifs donneront lieu à l'abatage immédiat.

Si les symptômes cliniques de suspicion persistent après trois mois d'observation, les douteux seront abattus alors même que les inoculations seraient restées sans résultat.

En résumé, la malléine ne donne pas de certitudes, mais seulement des présomptions.

En conséquence, les corps où se produiront des cas de suspicion de morve sont autorisés à acheter, même à un prix supérieur à celui fixé par la décision ministérielle du 21 octobre 1886, les ânes nécessaires pour les inoculations de contrôle dont il vient d'être

---

(1) Les injections intra-péritonéales se pratiquent de la façon suivante :

Placer le cobaye sur le dos et le faire maintenir par un aide. Pour l'immobiliser, il suffit de lui souffler sur le nez.

Faire un pli qui comprenne toute l'épaisseur de la paroi abdominale. Enfoncer l'aiguille à la base de ce pli et le traverser. Abandonner ce pli et s'assurer que l'extrémité de l'aiguille est libre dans la cavité abdominale. Ajuster le corps de pompe sur l'aiguille et injecter la quantité voulue de liquide.

Pour bien autopsier les cobayes :

Disposer les sujets le ventre en l'air dans un plateau en zinc mesurant environ 30c $\times$ 40c, ayant des bords saillants de 0m.02 au moins percés de trous ou garnis de crochets destinés à recevoir les anses de fil qui doivent fixer solidement la tête et les pattes dans une extension très forte. Il est important que les liquides ne puissent se répandre.

La morve du cobaye étant éminemment contagieuse, les instruments ayant servi à une autopsie seront immédiatement désinfectés. Le cadavre du sujet doit être détruit par le feu.

question. Ces ânes, ainsi que les cobayes, seront payés sur les fonds de la masse d'entretien du harnachement et ferrage.

Les vétérinaires sont autorisés, en outre, à entretenir dans leur infirmerie vétérinaire un parc à cobayes.

Signé : Gal LOIZILLON.

N° 21. *Rapport sur les expériences faites à Montoire pour établir la valeur de la malléine au point de vue de la révélation de la morve.*

Paris, le 31 octobre 1892.

En exécution des ordres contenus dans la lettre ministérielle du 27 juin 1892, la commission chargée « d'établir la valeur de la malléine au point de vue de la révélation de la morve » s'est réunie, le 30 juin, à l'annexe de remonte de Montoire et a commencé ses opérations le même jour.

Composition de la commission. — Cette commission était ainsi composée :

MM. le général FAVEROT DE KERBRECH, adjoint à l'inspecteur général permanent des remontes, président ;
le Docteur ROUX, professeur à l'institut Pasteur ;
NOCARD, professeur à l'Ecole vétérinaire d'Alfort ;
MAURICE, CHARON, FOUCHER, vétérinaires principaux de 1re classe ;
BARRET, FRANÇOIS, PERRIN, LAURAINT (1), vétérinaires en premier.
HUMBERT, vétérinaire en premier, secrétaire (2).

De la malléine. Sa nature. Ses propriétés. — La malléine est un produit des cultures du bacille morveux portées à une haute température et filtrées, afin de les stériliser et de les débarrasser de ce bacille. Sa propriété principale est d'avoir une action élective toute spéciale sur les lésions organiques causées par ce même bacille.

Injectée sous la peau, à la région moyenne de l'encolure, à la dose de 1/4 de centimètre cube (2 centimètres cubes d'un dilution au 1/8) elle provoque, chez le cheval morveux, de la huitième à la quinzième heure, une perturbation signalée par de l'abattement, des frissons, des secousses musculaires, un œdème chaud, doulou-

---

(1) M. Lauraint, malade et en permission, ne s'est pas présenté.

(2) M. Galtier, professeur à l'Ecole vétérinaire de Lyon, avait été désigné par le Ministre pour faire partie de cette commission, lors de sa dernière réunion à Montoire. Mais il s'est excusé et ne s'est pas rendu à cette invitation.

M. Logeay, vétérinaire principal à l'Ecole de cavalerie de Saumur, a été adjoint à la commission en même temps que M. Galtier et a assisté aux dernières séances tenues à Montoire.

reux, plus ou moins volumineux, au niveau de l'injection, et une élévation de la température rectale révélatrice de la maladie. Si l'animal est sain, la malléine ne produit aucun effet appréciable.

D'après les premières indications de M. Nocard, professeur à l'Ecole vétérinaire d'Alfort et membre de l'Académie de médecine, « si l'élévation de la température atteint ou dépasse 2 degrés, on peut affirmer que le cheval est morveux; si elle est comprise entre 1 degré et 2 degrés, on doit le considérer comme suspect ; si enfin, elle reste au-dessous de 1 degré, l'animal est sain ».

En effet, après des expériences qui avaient paru invariables dans leurs résultats et qui avaient été ensuite confirmées par des faits nombreux, M. Nocard avait affirmé, à la Société centrale de médecine vétérinaire (1), que la malléine permettait d'établir, avec certitude, le diagnostic de certains cas de morve, de la morve pulmonaire, la plus fréquente, qui peut rester des semaines, des mois et plus longtemps encore, sans que le vétérinaire puisse en reconnaître l'existence. Il ajoutait que la malléine permettait également de déterminer l'étendue de la contamination d'un effectif envahi par la morve, en indiquant les morveux et les sains, et conséquemment de faire disparaître promptement la morve de cet effectif.

L'armée avait donc un intérêt de premier ordre à vérifier les propriétés révélatrices attribuées à la malléine par le savant professeur d'Alfort.

Première injection. Résultats. — Des cas de morve s'étant manifestés à l'annexe de remonte de Montoire, M. le vétérinaire principal Charon demanda et obtint, sur la proposition du général inspecteur permanent des remontes, de faire, avec le concours de MM. les professeurs Roux et Nocard, des injections de malléine sur tous les chevaux de cette annexe.

Ces injections, pratiquées du 28 au 31 mai, dénoncèrent 58 morveux, 73 suspects, 97 sains et 5 non classés (2).

41 pris dans les morveux et 2 dans les suspects furent abattus et reconnus morveux à l'autopsie.

De toutes les lésions observées, les plus nombreuses consistaient en des tubercules translucides dont il sera question plus loin. Mais on constata aussi des chancres sur quelques sujets, et, chez la plupart, des tubercules possédant les caractères fondamentaux du tubercule morveux, c'est-à-dire ayant un point central caséeux, avec une auréole inflammatoire, etc.

Telle était la situation sanitaire de l'annexe à l'arrivée de la commission à Montoire.

Question à élucider. — Dans une première séance, tenue à la

---

(1) Séance du 14 avril 1892.

(2) C'est-à-dire dont la température n'avait pu être prise.

mairie le 30 juin, le général président, ne prenant en considération que les intérêts matériels considérables qu'il avait à sauvegarder, a tout d'abord soumis à la commission les questions suivantes :

1° Les tubercules trouvés à l'autopsie, encore à l'état rudimentaire, gélatineux, incolores et sans inflammation dans leur voisinage, suffisent-ils pour caractériser la morve chez un sujet ne présentant aucun autre symptôme, c'est-à-dire ces tubercules indiquent-ils sûrement que l'animal était dès lors condamné à devenir morveux au sens habituel du mot ; peuvent-ils déterminer, dans un temps plus ou moins long, tous les signes connus de la morve, et, comme moyen de contrôle, ces tubercules inoculés à un âne lui donnent-ils bien la morve ?

2° La présence de ces tubercules à l'état rudimentaire suffit-elle pour rendre la contagion possible ?

3° L'injection de malléine ne peut-elle en aucun cas produire chez un cheval sain ces sortes de tubercules ?

4° Certains chevaux, surtout à un âge avancé, n'ont-ils pas dans leur organisme des tubercules n'ayant aucun rapport avec la morve, mais présentant assez de ressemblance avec ceux dont il est parlé ci-dessus pour rendre une confusion possible à l'autopsie ?

5° Après l'injection de malléine, la température ne peut-elle jamais s'élever chez un sujet, sans que ce sujet ait aucun tubercule suspect, même lorsqu'il est, par exemple, déjà sous l'influence d'une affection quelconque à son début et non encore reconnue par le vétérinaire ?

La commission a considéré ces questions comme un programme renfermant les points principaux à élucider, et ses travaux ont été dirigés en vue de leur donner une solution aussi complète et aussi précise que possible.

Etat sanitaire d'après l'examen clinique. — — Après une discussion générale, la commission a décidé qu'il serait procédé d'abord à l'examen clinique des 190 chevaux restant à l'annexe et qu'ensuite une deuxième inoculation de malléine serait pratiquée sur chacun de ces chevaux.

L'examen clinique n'a décelé que 2 animaux morveux et 6 suspects.

La commission a constaté que l'état d'entretien d'un assez grand nombre de sujets laissait à désirer, mais elle n'aurait pas considéré la situation sanitaire comme très alarmante si de nombreux cas de morve n'avaient pas déjà été signalés par les trois premiers expérimentateurs.

Elle a même été étonnée que, sur un effectif contaminé depuis un temps relativement long, les manifestations ordinaires de la morve ne fussent pas plus nombreuses, plus apparentes et plus significatives.

Deuxième injection. Résultats. — La deuxième injection de malléine, pratiquée sur tous les chevaux de l'annexe, les 1ᵉʳ et 8 juillet, a donné les résultats suivants :

8 morveux, 52 suspects, 110 sains, 20 non classés.

Abatage de 18 *chevaux.* — La commission a décidé que 18 chevaux seraient abattus, dont 7 des morveux, 6 des suspects et 5 des sains ; ces derniers, tarés et sans valeur.

A l'autopsie, 16 ont été reconnus morveux : 8 sans réserve, par tous les membres de la commission ; 8 avec certaines réserves, et 2 sains, dont 1 provenant de la catégorie des morveux et 1 de la catégorie des sains.

Lésions. Leur nature. — Les lésions avaient leur siège exclusivement dans les poumons ; elles étaient surtout constituées par des tubercules plus ou moins nombreux et très variables dans leur aspect. Certains de ces tubercules présentaient les caractères classiques de la morve, connus de toute la commission. Mais, chez la plupart des sujets, on a trouvé des tubercules translucides, homogènes sans point central caséeux, sans zone inflammatoire périphérique, dont la nature a soulevé des contestations ou inspiré des doutes à plusieurs membres qui n'avaient jamais observé de lésions semblables. Ces doutes et ces réserves provenaient surtout de ce que, sur certains chevaux, les tubercules dont il s'agit n'avaient été rencontrés qu'en très petit nombre, 2 ou 3. sans lésions et sans aucun symptôme extérieur apparent.

Dans le but de bien établir leur signification et de trancher le différend scientifique qu'ils ont soulevé, les tubercules contestés ont été inoculés directement à deux ânes. Ces inoculations ont donné un résultat négatif, ou du moins qui a été considéré comme tel, parce que, plusiseurs semaines après, ils ne présentaient encore aucun syptôme extérieur de morve, quand ils ont été inoculés avec de nouvelles lésions et finalement abattus comme morveux.

Avec des tubercules identiques, mais ne provenant pas du même cheval, quatre cultures appropriées ont été essayées à l'institut Pasteur par M. le docteur Roux. Sur ces quatre, une seule a donné une colonie de microbes morveux.

Le produit de cette culture, inoculé à un cobaye, a déterminé la morve chez cet animal, dont l'autopsie a été faite, sous les yeux de la commission, dans une séance tenue à l'institut Pasteur le 11 juillet.

Trois autres cobayes, inoculés avec la même culture, sont également devenus morveux. Les lésions, prises sur ces derniers animaux et inoculées à l'un des deux ânes qui avaient résisté à l'inoculation directe, ont provoqué chez cet animal la morve aiguë, avec ses principaux symptômes extérieurs classiques.

La commission ne se trouvant pas suffisamment éclairée pour prendre des conclusions définitives, le général président a demandé au Ministre à continuer les expériences; il a décidé, en outre, qu'une troisième injection serait faite à tous les chevaux et qu'une nouvelle réunion aurait lieu à Montoire à une date qui serait fixée ultérieurement.

Troisième injection. Résultats. — Les 13 et 17 août, une troisième injection a donc été pratiquée sur les 172 chevaux restants; elle a donné les résultats suivants :

3 morveux, 55 suspects, 105 sains, 9 non classés.

La commission s'est réunie de nouveau à Montoire, le 21 août.

L'autopsie de l'âne précédemment inoculé n'a pas permis de constater chez lui de lésions pulmonaires suffisamment caractéristiques ; mais il n'en a pas moins été déclaré morveux par toute la commission, qui a reconnu à l'unanimité la nature morveuse des tubercules précédemment contestés et au moyen desquels avait été obtenue la culture inoculée aux cobayes. Un membre a, toutefois, fait observer que cette culture avait été obtenue, non seulement avec les tubercules contestés, mais aussi avec d'autres lésions prises sur le même sujet.

Comparaison des températures après les trois injections. — La commission a comparé ensuite les températures relevées après les trois injections. Les indications qui en résultent ont varié dans des limites assez étendues. Elle n'a donc pu en tirer de déductions précises au point de vue de l'utilité de répéter les inoculations. Mais il lui a semblé cependant que les résultats donnés par la première injection étaient plus exacts que ceux des autres.

La commission a remarqué aussi que les symptômes généraux (abattement, frissons, secousses musculaires) qui accompagnent ordinairement l'élévation de la température chez l'animal morveux, ont été assez prononcés lors de la première injection, mais qu'à la deuxième et à la troisième inoculation, ces symptômes étaient assez fortement atténués, comme s'il y avait eu une sorte d'accoutumance de l'organisme aux effets de la malléine.

Abatage de 31 chevaux. Résultats. — Le général président a décidé alors que 20 chevaux choisis parmi ceux qui avaient le plus fortement réagi à l'une ou à l'autre des trois injections seraient abattus.

A l'autopsie, 19 ont été trouvés morveux et un a été déclaré sain par la majorité, sous réserve d'inoculations à pratiquer sur 2 cobayes (1).

---

(1) Le cheval dont il s'agit ne présentait aucun tubercule, mais seulement deux foyers de pneumonie lobulaire et un ganglion bronchique assez volumineux, infiltré, caverné et succulent. Le suc ganglionnaire, prélevé avec soin et inoculé à deux·cobayes, a déterminé la morve chez l'un d'eux. Les lésions prises sur ce cobaye inoculées à un âne ont reproduit chez cet animal la morve classique, la morve indéniable. Ce fait donne une nouvelle preuve de la nature morveuse des lésions qui avaient été contestées.

Ensuite, sur la demande de plusieurs membres de la commission, le général a ordonné l'abatage de quelques chevaux déclarés sains par la malléine, c'est-à-dire n'ayant réagi à aucune des trois injections, afin de vérifier aussi sous ce rapport les indications données par cette substance.

11 *chevaux déclarés sains par la malléine reconnus contaminés de morve à l'autopsie.*— 9 chevaux, en assez mauvais état, et présentant pour la plupart des symptômes cliniques de suspicion de peu d'importance, ont été sacrifiés. Il a été constaté que ces 9 chevaux, contrairement aux indications de la malléine, étaient contaminés de morve au même degré que les autres.

Alors, pour pousser encore plus loin l'expérience, le général a décidé d'abattre deux chevaux en parfait état d'entretien et de santé apparentes n'ayant ni réagi à la malléine, ni présenté jamais aucun symptôme clinique : l'un cryptorchide et méchant ; l'autre vieux, usé, couronné, d'une conservation onéreuse pour l'Etat, ayant appartenu à M. le vétérinaire Grosjean et qui n'avait eu aucun contact direct avec les autres animaux de l'annexe, mais avait quelquefois été lâché dans les parcours aux heures où ils étaient inoccupés.

Tous les deux ont été trouvés morveux au même titre que les premiers.

Les lésions rencontrées sur ces 31 chevaux consistaient, soit en tubercules translucides, avec ou sans point central caséeux et presque tous dépourvus de zone inflammatoire périphérique, soit en foyer de pneumonie lobulaire coexistant avec lesdits tubercules.

En présence des résultats donnés par les derniers abatages, la commission a éprouvé un sentiment d'incertitude facile à expliquer. Elle se trouvait, en effet, devant une forme peu connue de la morve, ne se manifestant dans la grande majorité des cas par aucun symptôme extérieur significatif, ayant son siège uniquement dans les poumons, avec des lésions dont les caractères, la nature et la gravité étaient ignorés jusqu'à ces dernières années.

Elle avait espéré que la malléine servirait à dénoncer tous les chevaux atteints de cette redoutable maladie, et cette substance venait de déclarer sains plusieurs animaux contaminés au même degré que les autres.

Réponse aux questions posées lors de la première réunion. — Aussi, dans une dernière réunion tenue à la mairie le 23 août, le général président a-t-il repris les questions qu'il avait posées à la première séance. Après une discussion approfondie, la commission y a répondu de la manière suivante, en se renfermant uniquement dans les enseignements ressortant des faits constatés :

1re *question.* — a) Les tubercules trouvés à l'autopsie, encore à l'état rudimentaire, gélatineux, incolores et sans inflammation dans leur voisinage, suffisent-ils pour caractériser la morve chez un sujet ne présentant aucun autre symptôme ?

A l'unanimité, la commission a répondu : « Oui ».

b). Ces tubercules indiquent-ils sûrement que l'animal était dès lors condamné à devenir morveux au sens habituel du mot, et peuvent-ils déterminer, dans un temps plus ou moins long, tous les signes connus de la morve ?

A l'unanimité moins une voix, la commission a répondu : « Les chevaux porteurs de ces tubercules peuvent devenir cliniquement morveux, mais ne sont pas condamnés fatalement à le devenir ».

c). Ces tubercules, inoculés à un âne comme moyen de contrôle, lui donnent-ils bien la morve ?

A l'unanimité, la commission a répondu : « Oui, quand les tubercules ont été l'objet d'une culture appropriée, et que les produits de ces cultures ont été inoculés au cobaye et du cobaye à l'âne. »

2° question. — La présence de ces tubercules à l'état rudimentaire suffit-elle pour rendre la contagion possible ?

A l'unanimité moins une voix, la commission a répondu : « La présence de ces tubercules suffit pour rendre la contagion possible dans certains cas. »

3° question. — L'injection de malléine ne peut-elle, en aucun cas, produire chez un cheval sain ces sortes de tubercules ?

A l'unanimité moins une voix, la commission a répondu : « L'injection de malléine est inoffensive sur les chevaux sains et incapable de produire ces tubercules. »

4° question. — Certains chevaux, surtout à un âge avancé, n'ont-ils pas dans leur organisme des tubercules n'ayant aucun rapport avec la morve, mais présentant assez de ressemblance avec ceux dont il est parlé ci-dessus pour rendre une confusion possible à l'autopsie ?

A l'unanimité moins une voix, la commission a répondu que ces tubercules ne se rencontrent que sur les chevaux morveux. Plusieurs membres reconnaissent, du reste, ne pas les avoir observés avant les expériences de Montoire.

5° question. — Après l'injection de malléine, la température ne peut-elle jamais s'élever sur un sujet sans que ce sujet ait aucun tubercule suspect, même lorsqu'il est, par exemple, déjà sous l'influence d'une affection quelconque à son début et non encore reconnue par le vétérinaire ?

A l'unanimité, la commission a répondu que la température peut s'élever sur des sujets atteints d'autres affections que la morve, et qu'il ne faut pas tenter les injections de malléine sur les chevaux malades ou fébricitants.

Conclusions. — Ces réponses faites, la commission a voté les conclusions suivantes qui lui paraissent résumer les enseignements à tirer des expériences de Montoire :

1° La malléine est un moyen de reconnaître la morve chez le cheval, mais ce moyen n'est pas sûr (voté à l'unanimité).

2° Au point de vue pratique, tout cheval qui, sans présenter aucun symptôme clinique, a réagi à la malléine, doit être considéré, non pas comme morveux (voté par six voix, dont celle du général président, contre six), mais seulement comme suspect (voté à l'unanimité).

3° Tout cheval qui n'a pas réagi à la malléine ne doit pas être considéré comme indemne de morve (voté à l'unanimité).

4° Il y lieu d'employer, dans l'armée, la malléine comme moyen de diagnostic de la morve (voté à l'unanimité moins une voix).

Vœux. — Avant de se séparer, la commission a cru devoir émettre les vœux suivants :

1° Que dans toutes les autopsies, l'examen des poumons soit fait avec une minutieuse attention ; que toutes les lésions tuberculeuses, même les moins apparentes, soient toujours signalées et parfaitement décrites ; que les vétérinaires soient vivement engagés à en rechercher et à en établir la nature, et qu'ils reçoivent l'ordre d'adresser hiérarchiquement à la section technique de la cavalerie copie de tous leurs procès-verbaux d'autopsie ;

2° Que des instructions précises soient formulées par la section technique de la cavalerie sur la marche à suivre pour obtenir de la malléine les résultats que l'on est en droit d'en espérer, et que ces instructions soient envoyées à tous les vétérinaires chefs de service ;

3° Enfin, qu'un certain nombre de chevaux de l'annexe de Montoire qui ont réagi à la malléine soient soumis à un régime particulier, susceptible de hâter l'évolution de la morve et l'apparition des symptômes par lesquels elle se caractérise cliniquement, et que d'autres chevaux, choisis parmi ceux qui ont donné la plus faible élévation de température, soient également soumis au même régime.

<table>
<tr><td>Le Vétérinaire en premier, secrétaire,
Signé : E. HUMBERT.</td><td>Le Général président,
Signé : Gal FAVEROT.</td></tr>
</table>

Paris, le 7 février 1893.

<table>
<tr><td>Collationné : HERBINET.</td><td>Certifié : D. D'ESTOUVELLES.</td></tr>
</table>

Paris et Limoges, — Imprimerie militaire Henri CHARLES-LAVAUZELLE.